Dʳˢ T.-P. DESMARTIS ET BOUCHÉ DE VITRAY

L'OÏDIUM EST INOCULABLE

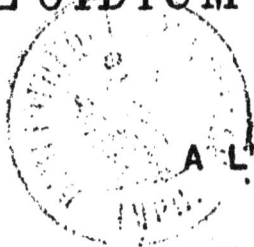

A L'ESPÈCE HUMAINE

Extrait des Comptes rendus de l'Académie (séance du 12 mai 1864).

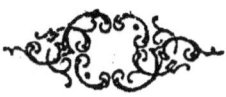

BORDEAUX
TYPOGRAPHIE AUGUSTE LAVERTUJON
rue des Treilles, 7. — 1864.

Dʳˢ T.-P. DESMARTIS ET BOUCHÉ DE VITRAY

L'OÏDIUM EST INOCULABLE

A L'ESPÈCE HUMAINE

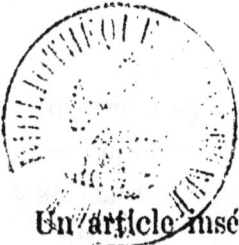

Un article inséré dans l'*Abeille médicale*, résumant un travail lu à l'Académie de Médecine (séance du 12 avril), porte cette épigraphe interrogative :

« *L'oïdium se communique-t-il à l'homme?* »

Il y a longtemps que nous nous sommes posé cette question et que nous y avons répondu par l'affirmative, soit directement, soit par des allusions très transparentes sur des sujets analogues.

Déjà, en 1852, dans les actes de la Société Linnéenne de Bordeaux, entre autres observations sur la maladie de la vigne, nous avons imprimé un article sur un cas d'empoisonnement attribué à l'ingestion de raisins attaqués par l'oïdium *tuckeri*. Nous avons mis en doute que l'oïdium puisse nuire par l'absorption intestinale, tout en admettant les dangers de l'inoculation immédiate.

En 1861, nous parlions, dans *El Siglo medico de Madrid,* de l'influence de quelques cryptogames minutissimes sur l'organisme, et nous admettions l'inoculation de plusieurs mucédinées, non comme des faits probables, mais comme des faits prouvés.

Dans une note *sur l'emploi des venins en thérapeutique,* adressée en 1855 à l'Institut de France, nous parlons même de la possibilité d'inoculer aux végétaux des virus et des venins, et, à ce sujet, nous constatons que l'*inoculation* des virus développe sur les plantes de petits cryptogames parasites.

Nous avons dit, et c'est imprimé dans un journal littéraire de Bordeaux, le *Contemporain* (numéro du 15 octobre 1863), que le croup et l'angine couenneuse, constitués par une espèce d'*oïdium,* ne sont devenus très communs que depuis l'apparition et l'extension du parasite de la vigne.

Enfin, dans un travail que nous terminons, et qui va paraître incessamment, on trouvera les phrases suivantes :

« Depuis 1852, c'est-à-dire depuis la première apparition de l'oïdium *tuckeri* sur la vigne, le nombre des croups, des angines couenneuses, des diphthéries de tout genre, que nous regardons comme produits par une variété de l'oïdium *albicans,* parasite reconnu du muguet, est beaucoup plus considérable.

» Il nous semble qu'il pourrait y avoir entre l'apparition de l'oïdium tuckeri et l'extension plus grande de l'oïdium albicans, autre chose qu'une coïncidence pure et simple. On pourrait nous objecter que ces deux cryptogames ne sont pas de même espèce, soit; mais ils sont de la même famille, du même genre; mais ils engendrent tous deux, sur leur habitat spécial, une maladie spéciale, contagieuse toujours, épidémique souvent; mais, dans les infiniment petits, il est assez difficile d'assigner une forme constamment fixe à tel ou tel végétal comme à tel ou tel animal. On reconnaît que beaucoup d'entre eux subissent des métamorphoses variées en changeant de milieu : or, qui peut plus, peut moins; en admettant que l'oïdium, à l'instar de beaucoup de ses frères, dans la grande famille des cryptogames, soit susceptible de protéisme, (peut-on lui refuser cette propriété?) pourquoi ne subirait-il pas une modification d'espèce, selon le stratum sur lequel il se développe? »

Vers la même époque à peu près, c'est-à-dire coïncidemment avec l'apparition de l'oïdium tuckeri, ou du moins très peu de temps avant, se manifesta sur le pain une épidémie éphémère, mais intense, due à l'*oïdium aurantiacum :* MULTA COLLECTA JUVANT; ce nouveau fait confirme notre opinion.

Nous le répétons : tous ces oïdium sont dus à la même semence, qui, tombant sur un stratum différent, a constitué une espèce différente du même genre. Déjà, le professeur italien Savi a constaté que l'oïdium *tuckeri* est identique à l'oïdium *leuconium,* qui, de temps immémorial, se montre sur différentes plantes, en Italie et en France. En outre, l'oïdium tuckeri n'est que l'état oïdiforme d'un érysiphé; de même encore, le *cicinobolus florentinus* n'est qu'une évolution du même cryptogame : telle est l'opinion d'Amici, de Tozetti et autres personnifications scientifiques. Le savant Tozetti, dans un de ses Mémoires, conclut en ces termes :

« Ces organismes inférieurs, l'érysiphé en particulier, » ont une telle facilité de modification, que leur exis- » tence est possible en cent manières différentes. »

Un savant, dont tout le monde apprécie à sa juste valeur le rare talent en cryptogamie, M. Durieu de Maisonneuve, a remarqué que le *pilobolus crystallinus* se durcit après sa chute, se conserve longtemps, et peut devenir le *sclerotium stercorarium.*

Tous ces phénomènes morphologiques nous font comprendre l'influence parfois différente des miasmes sur le stratum humain, c'est-à-dire leur action diverse, suivant le tempérament, la constitution, l'idiosyncrasie.

Nous pouvons dire des botrytis ce que nous disons des oïdium; car, peu de temps avant l'apparition de l'oïdium tuckeri, il a existé une épidémie constituée par l'exagération de la muscardine du *bombyx mori* et par la manifestation envahissante et progressive de la maladie de la pomme de terre, maladie à peine connue jusqu'alors suivant les uns, inconnue suivant les autres.

L'apparente coïncidence que nous signalons entre certaines épiphities et quelques épidémies humaines analogues, n'est pas la seule preuve de la contagion végéto-animale que nous admettons : ainsi, dans les Landes (1858-1859), en même temps que l'oïdium tuckeri ravageait la vigne, que le croup frappait les enfants et l'angine couenneuse les adultes, une épizootie diphthéritique sévissait sur les chevaux, les chiens, et même sur les volatiles de basse-cour[1].

En écrivant ces lignes, notre but n'est pas de réclamer la priorité d'une idée qui, cependant, pourrait nous appartenir, mais de venir, *en temps opportun*, apporter notre grain de sable à l'édifice du progrès scientifique.

Les observations cliniques qui, dans l'*Abeille médicale*, constatent l'inoculation du poison oïdique du parasite de la vigne à l'homme, bien qu'elles soient posées sous forme de doute, confirment, pour nous, l'opinion que nous avons depuis longtemps émise sur l'existence d'un *contagium* végéto-animal. Nous croyons, en effet, que l'oïdium tuckeri peut se communiquer à l'homme et devenir l'oïdium albicans, ou une autre variété d'oïdium. Nous certifions de plus qu'il existe bien d'autres parasites végétaux, surtout parmi les mucédinées, qui offrent la même propriété; nous ajoutons que certains parasites végétaux qui se développent sur

[1] L'un de nous vient de constater tout récemment un fait analogue: Appelé à Marcillac (Gironde), où existait une épidémie de croup et d'angine couenneuse, il a remarqué qu'en cet endroit, beaucoup plus qu'ailleurs, les feuilles de vigne étaient généralement atteintes par l'*erineum vitis*; que les feuilles de pin étaient altérées par l'*æcidium pini*; que l'*aira caryophylea* était fortement attaqué par un *érysiphé*; enfin, qu'indépendamment de ce parasitisme végétal, existaient sur beaucoup de plantes (entre autres sur les fleurs mâles du chêne et sur les feuilles de tilleul) des altérations morbides causées par des piqûres d'hyménoptères. Les fleurs mâles du chêne, surtout, offrent cela de particulier, que, cédant sous le poids insolite de l'excroissance morbide, elles sont tombées prématurément, et en si grande quantité, que le sol, au dessous de l'arbre, en est littéralement couvert.

le stratum humain, que certains virus propres à l'espèce
humaine peuvent être inoculés *de l'homme à la plante*,
et produire sur celle-ci des végétations parasitaires et
morbides classées ou non dans le cadre nozologique
du règne végétal.

Les métamorphoses sont si communes parmi les végétaux inférieurs, qu'on serait tenté de trouver les classi-
fications trop prolixes et de restreindre de beaucoup le
nombre des individus qui composent les familles. Ce
que nous avons dit des oïdium, des botrytis, nous pourrions, par exemple, le dire des sphæries. Le parasitisme
de ces cryptogames se présente, comme chaque espèce
classée, sous les formes les plus variées : nous avons
les sphæries de la *chenille* du *bombyx rubi*, du *bombyx
pityocampa*, du *bombyx mori*, etc., etc.....

Le stratum différent ne constituerait-il pas seul, l'espèce? Ne serait-ce pas un même germe à l'état de
conidie ou de spermatophore ou d'ascophore qui reprodui-
rait le même individu sous différentes livrées? Cela
serait-il plus étonnant que de voir le même champignon
revêtir les formes les plus dissemblables, et donner
naissance à des corpuscules générateurs qui, également
ment dissemblables souvent, sont néanmoins suscep-
tibles d'une génèse similaire?

Le fait suivant, dont nous avons dit quelques mots
dans cet article, et que nous avons consigné ailleurs,
avec de longs développements, explique notre opinion
et s'explique par elle :

A la même époque en même temps que sévissaient l'oïdium *tuckeri* sur la vigne, l'oïdium *aurantiacum* sur le

pain, le croup et les angines sur l'homme et les animaux, l'ergot altérait les graminées, l'*ustilago-carbo* le maïs, le *botrytis infestans* la pomme de terre; en même temps encore, les gousses et les tiges des haricots étaient criblées d'urédinées; les melons et d'autres cucurbitacées se sphacélaient; les tomates se couvraient de taches rousses qui peu à peu s'ulcéraient; les feuilles de charme offraient en abondance une pellicule blanchâtre; les groseilles étaient infectées par l'érysiphé *divaricata*, ou mal blanc; les betteraves présentaient un engorgement vasculaire causé par l'épaississement de leurs sucs nutritifs; les feuilles de peupliers exsudaient une matière noire et goudronneuse; le tacon abondait sur le safran, l'élyciphile sur le sucre, le *sphæria militaris* sur la chenille processionnaire du pin. Le *palmella prodigiosa*, dont il existait à peine quelques spécimens avant cette époque, est devenu depuis beaucoup plus commun sur certains aliments.

Nous pourrions multiplier les citations ou les preuves de ces épidémies, en apparence diverses, surgissant presque en même temps sur les deux règnes animés.

N'est-il pas logique de croire à l'unité d'un germe morbide se modifiant suivant le stratum sur lequel il tombe et se développant, ou plutôt se multipliant sous les mêmes influences y compris l'élément contagieux?

En résumé, nous le répétons, en dépit des formes variées qui représentent le développement d'un parasite végétal, selon l'individu affecté et l'organe choisi sous l'influence de la prédisposition, il nous semble rationnel

d'invoquer, au gré du stratum, le protéisme des végétaux morbigènes, afin d'expliquer, par l'unité d'un
germe morbide, la source primordiale d'un génie épidémique et contagieux *végéto-animal*.

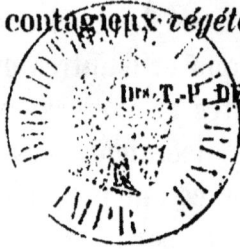

Drs T.-P. DESMARTIS et Bouché de VITRAY.

Bordeaux. — Imprimerie Aug. LAVERTUJON, rue des Treilles, 7.

www.ingramcontent.com/pod-product-compliance
Lightning Source LLC
Chambersburg PA
CBHW050406210326
41520CB00020B/6486